73 Ricette A Basso Contenuto Di Sodio:

Non Importa Quali Sono Le Tue Condizioni Di Salute, Queste Ricette Ti Aiuteranno A Ridurre L'apporto Di Sodio

Di

Joe Correa CSN

DIRITTI D'AUTORE

Questa pubblicazione è stata progettata per fornire informazioni accurate e autorevoli per quanto riguarda la materia disciplinata. Viene venduto con la consapevolezza che né l'autore né l'editore si impegna a fornire consulenza medica. Se è necessario consultare un medico o di assistenza, consultare un medico. Questo libro è considerato una guida e non deve essere usato in alcun modo dannoso per la salute. Consultare un medico prima di iniziare questo piano nutrizionale per assicurarsi che sia giusto per voi.

RINGRAZIAMENTI

Questo libro è dedicato ai miei amici e parenti che hanno avuto malattie lievi o gravi in modo che si può trovare una soluzione e apportare le modifiche necessarie nella vostra vita.

73 Ricette A Basso Contenuto Di Sodio:

Non Importa Quali Sono Le Tue Condizioni Di Salute, Queste Ricette Ti Aiuteranno A Ridurre L'apporto Di Sodio

Di

Joe Correa CSN

CONTENUTO

AUTORE

Dopo anni di ricerca, sinceramente credo negli effetti positivi che una corretta alimentazione può avere sul corpo e sulla mente. Nel corso degli anni le mie competenze ed esperienze mi hanno aiutato a vivere nel modo sano, che ho condiviso anche con la famiglia e gli amici. Quanto più sapete sul mangiare e bere sano, tanto prima vorrete cambiare le vostre abitudini alimentari e stile di vita.

La nutrizione è la parte essenziale del vivere più a lungo ed essere più sani, per questo cominciate da subito. Il primo passo è anche quello più importante e significativo.

INTRODUZIONE

73 Ricette A Basso Contenuto Di Sodio: Non Importa Quali Sono Le Tue Condizioni Di Salute, Queste Ricette Ti Aiuteranno A Ridurre L'apporto Di Sodio

Di Joe Correa CSN

Il cloruro di sodio è una sostanza minerale che svolge un ruolo importante nell'equilibrio dei fluidi presenti nel nostro corpo. Una minore assunzione di sodio impedirà l'accumulo di grandi quantità di liquidi intorno al tuo cuore, i polmoni, i reni e altri organi.

Una dieta a basso contenuto di sodio è in realtà molto semplice, ma estremamente sano e utile per il nostro organismo. La più grande fonte di sodio nella nostra alimentazione è il sale, che praticamente assumiamo ogni giorno in modi diversi con alimenti diversi. Questa dieta è particolarmente indicata per le persone che hanno più di 50 anni, o con problemi renali o altri problemi di salute (tra cui l'ipertensione).

La maggior parte delle persone sono preoccupate con la quantità di zucchero presente nella loro dieta, ma grandi quantità di sale possono altrettanto causare alcuni gravi problemi di salute.

Seguire una dieta a basso contenuto di sodio in realtà significa solo una semplice cosa: l'eliminazione di sale dal vostro tavolo da pranzo! Una dieta a basso contenuto di sodio è spesso consigliata dai medici per le malattie croniche renali, problemi cardiovascolari e pazienti con alta pressione sanguigna.

Basso contenuto di sodio non deve essere per forza a basso contenuto di gusto! Queste ricette vi daranno una visione completamente nuova di sapori e saranno anche gustosissime.

Il miglior consiglio che vi posso dare è quello di assaggiare il cibo durante la cottura. Non abbiate paura di giocare con gli ingredienti, è divertente e si può provare anche a creare un mix di condimenti unici. Aggiungi le erbe e le spezie preferite e rendi speciale il pasto preparato per la tua famiglia! Qualunque sia la vostra scelta, ricordatevi che la madre natura ci ha dato tutto quello che serve per una dieta equilibrata e uno stile di vita sano; non vi resta che scoprire i nuovi sapori e nuovi modi per preparare diversi deliziosi piatti!

73 RICETTE A BASSO CONTENUTO DI SODIO: NON IMPORTA QUALI SONO LE TUE CONDIZIONI DI SALUTE, QUESTE RICETTE TI AIUTERANNO A RIDURRE L'APPORTO DI SODIO

1. Insalata Tropicale Dolce

Ingredienti:

1 mango di medie dimensioni, pelato e denocciolato, tagliato a cubetti

3 grandi mele verdi, sbucciate e affettate

½ piccolo ananas, pelato e tagliato a dadini

1 cetriolo di medie dimensioni, affettato

1 arancia di medie dimensioni, pulita e tagliata a spicchi

Per il condimento:

1 cucchiaino di menta fresca, tritata finemente

2 cucchiai di succo d'arancia

1 cucchiaio di succo di limone

¼ cucchiaino di paprica, macinata

1 cucchiaino di zucchero di canna

Preparazione:

Mettere tutti gli ingredienti per il condimento in una piccola ciotola. Mescolare bene per unire tutto e mettere nel frigo per 20 minuti.

Ora, unire tutti gli altri ingredienti in un piatto. Mescolare bene e versare sopra il condimento. Aggiungere un cucchiaino di zucchero di canna per dare un gusto in più.

Informazioni nutrizionali per porzione: Kcal: 165, Proteine: 1,8 g, carboidrati: 24.5g, Grassi: 0,8 g

2. Fiocchi d'Avena e Lamponi Freschi

Ingredienti:

1 tazza di fiocchi d'avena

1 grande pesca, tagliata in piccoli pezzi

¼ di tazza di lamponi freschi

¼ di tazza di more

¼ di tazza di mandorle, tritate finemente

2 cucchiai di miele

1 cucchiaino di semi di lino

1 cucchiaino di cannella

Preparazione:

Mettere avena in una tazza d'acqua. Porre in una pentola profonda e portare ad ebollizione a fuoco medio. Fate cuocere per cinque minuti mescolando continuamente. Togliere dal fuoco e lascar raffreddare per un po'.

Mettere le pesche e frutti di bosco in un piatto da portata. Aggiungere i fiocchi d'avena e mescolare per unire tutto per bene.

Nel frattempo, mischiare il miele con i semi di lino e le mandorle tritate in una piccola ciotola. Versare il condimento sopra i fiocchi d'avena e cospargere con un po' di cannella.

Mettere nel frigo per una notte.

Informazioni nutrizionali per porzione: Kcal: 166, Proteine: 4.1g, Carboidrati: 41.4g, Grassi: 2.3g

3. Mini- Spiedini di Pomodori e Formaggio

Ingredienti:

114g di pomodorini, tagliati a metà

140g di mozzarella tipo ciliegina

1 tazza di foglie fresche di basilico, foglie intere

3 cucchiai di olio extra vergine di oliva

¼ cucchiaino di pepe nero macinato

½ cucchiaino di aceto balsamico

Spiedini

Preparazione:

Infilzare i pomodorini, una foglia di basilico, e una mozzarellina su un spiedino. Ripetere il processo fino ad esaurimento degli ingredienti. Trasferire gli spiedini al piatto di portata.

Condire con il pepe, l'olio d'oliva e aceto balsamico.

Servite subito.

Informazioni nutrizionali per porzione: Kcal: 172, Proteine: 8.2g, Carboidrati: 11.6g, Grassi: 21.4g

4. Vitello Speziato e Insalata di Anguria

Ingredienti:

140g di bistecca di vitello tagliata a fette sottili

½ piccola anguria, tolta la buccia e tagliata a dadini

1 cipolla rossa di medie dimensioni, affettata

1 cucchiaio di menta fresca

¼ cucchiaino di pepe nero macinato

Per il condimento:

2 cucchiai di olio d'oliva

1 cucchiaino di pepe rosso, sminuzato

3 cucchiai di succo di limone

1 cucchiaino di coriandolo fresco

1 cucchiaino di miele

Preparazione:

Scaldare l'olio d'oliva in una grande padella ad una temperatura medio-alta. Aggiungere la cipolla e soffriggere per circa 2 minuti. A questo punto aggiungere le fettine di vitello e cospargere con il pepe macinato, a piacere.

Grigliare finché la carne è dentro è ancora rossiccia e i bordi abbrustoliti.

Unire gli ingredienti per il condimento in una terrina. Mescolare bene con una frusta e mettere da parte.

Trasferire la carne e la cipolla su un piatto di portata e aggiungere l’anguria e la menta sopra.

Spruzzare l'insalata con il condimento e servire.

Informazioni nutrizionali per porzione: Kcal: 180, Proteine: 15.2g, Carboidrati: 14.3g, Grassi: 9.3g

5. Pollo ai Semi di Sesamo

Ingredienti:

450g di petti di pollo, senza pelle e senza osso, tagliati a fette sottili

2 uova grandi

114g di semi di sesamo

114g di pangrattato

1 cucchiaino di peperoncino di Caienna, macinato

1 cucchiaio di prezzemolo fresco tritato

1 cucchiaio di olio d'oliva

Preparazione:

Sbattere le uova, i semi di sesamo e pangrattato in una terrina. Mescolare bene e mettere da parte.

Scaldare l'olio in una padella larga ad una temperatura medio-alta. Aggiungere le fette di pollo e cuocere per circa 10 minuti da entrambi i lati. Ora, versare sopra la miscela con le uova e abbassare la fiamma. Fate cuocere per 4-5 minuti in più e togliete dal fuoco. Trasferite sul piatto di portata e cospargete con il prezzemolo fresco.

Servire con alcune verdure fresche.

Informazioni nutrizionali per porzione: Kcal: 250, Proteine: 8,6 g, carboidrati: 28.7g, Grassi: 10.3g

6. Smoothie al Gusto di Vaniglia e Fragola

Ingredienti:

1 tazza di latte scremato

1 cucchiaino di estratto di vaniglia

½ tazza di fragole, dimezzate

1 cucchiaio di mandorle, tritate finemente

1 cucchiaio di zucchero

2 cucchiaini di miele

Preparazione:

Unire tutti gli ingredienti in un frullatore. Amalgamare bene. Trasferire in un grande bicchiere. Mettete nel frigo per almeno un'ora prima di bere.

Servite con la frutta fresca a vostra scelta.

Godete della bevanda!

Informazioni nutrizionali per porzione: Kcal: 270, Proteine: 4,5 g, carboidrati: 78.3g, Grassi: 0,1 g

7. Vitello alla Griglia con Risotto ai Funghi

Ingredienti:

450g di vitello, senza pelle e senza osso

3 grosse cipolle tritate

1 tazza di champignons, dimezzati

1 tazza di riso bianco

1 cucchiaio di prezzemolo tritato finemente

1 cucchiaino di pepe nero macinato

3 pomodori medi, tagliati

2 spicchi d'aglio, tritati finemente

1 cucchiaino di peperoncino rosso, macinato

2 cucchiai di olio d'oliva

Preparazione:

Scaldare un cucchiaio di olio in una grande padella ad una temperatura media. Aggiungere le cipolle e friggere per circa 4-5 minuti o fino a che diventino traslucide. Aggiungere i funghi e mescolare bene. Cuocere per 10 minuti e poi aggiungere il riso. Mescolare ancora una volta e cuocere per altri 2 minuti. Ora aggiungere l'acqua fino a coprire tutti gli ingredienti. Coprire con un coperchio, ridurre la temperatura al minimo e cuocere per altri 15 minuti. Togliere dal fuoco e mantecare con il prezzemolo. Mettere il risotto da parte.

Scaldare un cucchiaio di olio in una grande padella ad una temperatura media. Usando le mani, strofinare il pepe e peperoncino sulle costolette di vitello. Mettere la carne nella padella e fate cuocere per circa 10 minuti da entrambi i lati, o finché diventino croccanti.

Nel frattempo, mettere i pomodori in un robot da cucina. Amalgamare bene e versare il composto nella padella.

Aggiungere una tazza d'acqua, coprire con un coperchio e ridurre la fiamma al minimo. Cuocere per 25-30 minuti e togliere dal fuoco.

Servite la carne e risotti con qualche insalata come contorno.

Informazioni nutrizionali per porzione: Kcal: 504, Proteine: 32.3g, Carboidrati: 48.3g, Grassi: 21.2g

8. Insalata Messicana Piccante

Ingredienti:

450g di peperoni rossi, dimezzati

3 cucchiai di olio d'oliva

3 cipolle grosse e tritate

4 pomodori di medie dimensioni, tagliuzzati

1 cucchiaino di coriandolo fresco, tritato finemente

1 piccolo peperoncino tritato finemente

2 cucchiai di cipolline verdi fresche, tritate

2 cucchiai di succo di lime

¼ cucchiaino di pepe nero macinato

½ cucchiaio di aceto

Preparazione:

Preriscaldare il forno a 205 ° C. Ungere la teglia con l'olio e mettere sopra i peperoni. Cuocere nel forno per 10 minuti. Togliere dal forno e lasciar raffreddare. Pulire dai i semi e togliere la buccia.

Unire i peperoni e la cipolla in una grande ciotola. Mescolare con l'aceto, l'olio e ¼ di tazza d'acqua. Rimescolare bene e marinare per 2 ore.

Ora, unire i pomodori, il pepe, il peperoncino, coriandolo e cipollotti in un'altra ciotola.

Trasferire i peperoni e le cipolle sul piatto di portata. Mettere sopra il pomodoro con le spezie.

È possibile versare sopra la marinata per un sapore in più.

Informazioni nutrizionali per porzione: Kcal: 165, Proteine: 4.1g, Carboidrati: 19.5g, Grassi: 9.7g

9. Le Patate al Forno con i Peperoni Rossi

Ingredienti:

450g di patate medie, pelate e dimezzate

4 cucchiai di olio d'oliva

2 grossi pomodori tritati

1 cucchiaino di pepe rosso, macinato

1 cucchiaino di prezzemolo fresco tritato finemente

1 cucchiaino di aceto balsamico

Preparazione:

Preriscaldare il forno a 205 ° C.

Ungete una grande teglia da forno con 1 cucchiaio di olio d'oliva. Mettete le patate e condite con il pepe rosso. Cuocere in forno per 15 minuti, o finché diventi croccante. Togliere dal fuoco e mettere da parte a raffreddare.

Nel frattempo, trasferire i pomodori, il prezzemolo, l'olio e aceto in un robot da cucina. Amalgamare bene e mettere la salsa a parte.

Trasferire le patate sul piatto di portata. Cospargere con la salsa e servire.

Informazioni nutrizionali per porzione: Kcal: 300, Proteine: 6.1g, Carboidrati: 58.4g, Grassi: 9.3g

10. Il Manzo Delizioso

Ingredienti:

450g di carne magra di manzo, tagliato a bocconcini

2 cipolle medie, tritate

1 peperone, semi rimossi e tritato

3 patate grandi, pelati e tritate

1 tazza di champignons, dimezzato

2 cucchiai di olio vegetale

½ cucchiaino di pepe nero macinato

1 cucchiaino di peperoncino di Caienna, macinato

1 cucchiaino di farina 00

1 cucchiaino di prezzemolo

½ cucchiaino di zucchero

Preparazione:

Mettere la carne in una pentola capiente o una pentola a pressione. Versare un po' d'acqua fino a quando non sia coperta la carne. Coprire con un coperchio e cuocere per 15 minuti ad una temperatura media.

Togliere dal fuoco e mettere da parte senza coprire con il coperchio.

Nel frattempo, scaldare l'olio in una grande padella antiaderente ad una temperatura media. Aggiungere i funghi, le patate, e cospargere tutto con un poco di zucchero. Cuocere per 5 minuti e trasferire tutto al piatto. Ora, aggiungere tutti gli altri ingredienti e dare una mescolata finale.

Cuocere per 30 minuti ad una temperatura media. Togliere dal fuoco e lasciar raffreddare.

Servire.

Informazioni nutrizionali per porzione: Kcal: 209, Proteine: 17.2g, Carboidrati: 25.8g, Grassi: 7.3g

11. Insalata di Cozze Grigliate

Ingredienti:

900g di cozze fresche, puliti i gusci

1 grossa cipolla, sbucciata e tritata finemente

3 spicchi d'aglio schiacciati

4 cucchiai di olio d'oliva

¼ di tazza di prezzemolo fresco tritato

1 cucchiaio di rosmarino tritato finemente

1 tazza di valeriana

½ tazza di foglie di rucola

1 grosso pomodoro ciliegino, per la decorazione

Preparazione:

Lavare le cozze. Metterle da parte.

Fate scaldare l'olio d'oliva ad una temperatura medio-alta. Sbucciare e tritare finemente la cipolla. Ridurre il fuoco e aggiungere la cipolla tritata. Saltare in padella per qualche minuto, fino a quando diventi croccante. Ora aggiungere le cozze e prezzemolo. Cuocere per circa 20 minuti, scuotendo la padella regolarmente. Quando tutta l'acqua è evaporata, aggiungere l'aglio, il rosmarino tritato e mescolare bene di nuovo.

In una grande ciotola, unire le cozze con la valeriana. Aggiungere l'olio rimasto, e decorare con un pomodoro ciliegia.

Servite subito.

Informazioni nutrizionali per porzione: Kcal: 192, Proteine: 18.2g, Carboidrati: 8.9g, Grassi: 42.2g

12. Minestra di Cavolfiore con l'Aglio

Ingredienti:

1 grande cavolfiore, tagliato in pezzi, bocconcini

1 cucchiaio di olio

1 spicchio d'aglio, schiacciato

1 porro tritato

1 cucchiaio di burro

118 ml di brodo vegetale, non salato

½ tazza di mozzarella, messa nell'acqua per togliere il sale

Preparazione:

Mettere il cavolfiore e mozzarella nel robot da cucina. Frullare per 30 secondi e mettere da parte.

Scaldate l'olio in una pentola capiente sopra una temperatura medio-alta. Aggiungere il burro, l'aglio e porro e soffriggere per 2-3 minuti.

Trasferire il cavolfiore ed il composto di formaggio nella pentola e aggiungere il brodo vegetale. Coprire, ridurre la fiamma al minimo e cuocere per 25 minuti.

Servire caldo.

Informazioni nutrizionali per porzione: Kcal: 132, Proteine: 9.3g, Carboidrati: 21.4g, Grassi: 7.9g

13. Insalata di Crescione con la Radice di Prezzemolo

Ingredienti:

200g radice di prezzemolo, tagliato

100g di crescione, tagliato

30g di mozzarella, dissalata

1 cucchiaio di semi di girasole

1 cucchiaio di aceto di mele

2 cucchiai di olio extra vergine di oliva

1 spicchio d'aglio, schiacciato

Preparazione:

Posizionare la radice di prezzemolo tagliato a fette in un piatto. Aggiungere l'acqua sufficiente a coprire tutto e cuocere a fuoco lento. Questo richiede circa 45 minuti.

È possibile accelerare il processo e ridurre il tempo di cottura se si inserisce la radice di prezzemolo in una pentola a pressione. Cuocere per 10 minuti in tal caso. Togliere dal fuoco.

Riscaldare un cucchiaio di olio d'oliva e soffriggere la radice per 3-4 minuti. Mettere da parte.

Lavare il crescione e grossolanamente tritarlo. Mettere in una ciotola capiente. Aggiungere la radice di prezzemolo cotto e mescolare bene.

In una piccola ciotola, unire l'olio d'oliva con l’aceto di mele e l’aglio. Mescolare bene e cospargere sull’insalata.

Servire con semi di girasole e formaggio.

Informazioni nutrizionali per porzione: Kcal: 74, Proteine: 3.8g, Carboidrati: 16.7g, Grassi: 1,5 g

14. Una Semplice Minestra al Pomodoro

Ingredienti:

4 grossi pomodori, pelati e tritati grossolanamente

1 cucchiaio di sedano tritato finemente

1 cipolla di medie dimensioni, tagliata a dadini

1 cucchiaio di basilico fresco, tritato finemente

2 cucchiai di olio extra vergine di oliva

½ cucchiaino di pepe nero macinato

½ cucchiaino di zucchero

L'acqua

Preparazione:

Fate scaldare l'olio in una padella antiaderente ad una temperatura medio-alta. Aggiungere le cipolle, sedano e basilico fresco. Cospargere con un poco di pepe e soffriggere per circa 10 minuti, fino a quando diventa tutto un po' caramellato.

Aggiungere il pomodoro e circa ¼ tazza d'acqua. Ridurre il fuoco al minimo e fate cuocere per circa 15 minuti, fino a quando sia tutto un pochettino ammorbidito. Ora aggiungere circa 1 tazza d'acqua e 1 cucchiaino di zucchero e portare ad ebollizione. Togliere dal fuoco e servire con del prezzemolo fresco.

Informazioni nutrizionali per porzione: Kcal: 89, Proteine: 0.7g, carboidrati: 4.9g, Grassi: 7g

15. Brodo di Manzo con le Verdure

Ingredienti:

450g di petto di pollo, disossato e senza pelle, tagliato a bocconcini

1 cipolla, sbucciata e tritata finemente

1 carota, affettata

2 cucchiai di farina di mandorle

1 cucchiaino di peperoncino di Caienna

2 tuorli d'uovo

3 cucchiai di succo di limone appena spremuto

3 cucchiai di olio extravergine d'oliva

4 tazze di brodo vegetale

Preparazione:

Scaldate l'olio in pentola a pressione, a fuoco medio-alto. Mettere la cipolla e soffriggere finché diventa traslucida.

A questo punto aggiungere la carota a fette, il peperoncino di Caienna e continuare la cottura per altri 3 minuti.

Aggiungere gli altri ingredienti, versate il brodo e mescolare bene.

Bloccare saldamente la pentola ed impostare il calore ad alta temperatura per 20 minuti.

Informazioni nutrizionali per porzione: Kcal: 140, Proteine: 17g, carboidrati: 13g, Grassi: 9g

16. Insalata di Zucca Hokkaido

Ingredienti:

½ piccola zucca Hokkaido, tagliata a cubetti

85g salmone affumicato, diviso in fette sottili

½ tazza di spinaci, tritati finemente

½ tazza di noci

1 cucchiaio di olio d'oliva

1 cucchiaio di succo di limone

¼ cucchiaino di pepe macinato

Preparazione:

Innanzitutto, preriscaldare il forno a 250 ° C.

Ora, sbucciare la zucca e tagliarla a bocconcini. Mettere la carta forno sulla teglia da forno. Mi piace ungere la mia carta da forno con un poco di olio d'oliva, ma questo è opzionale. Mettete i cubetti di zucca in esso, e aggiungere un poco di sale e pepe. Cuocere nel forno per circa 10 minuti, o fino a quando i bordi sono leggermente carbonizzati.

Scaldare una padella antiaderente su una temperatura medio-alta. Aggiungere le fette di salmone affumicato e grigliare finché non diventino croccanti su entrambi i lati. Togliere dalla padella e mettere da parte.

Distribuire gli spinaci sopra un piatto di portata. Mettere uno strato di zucca tritata e salmone affumicato. Mettere sopra le noci e cospargere con il succo di limone, l'olio d'oliva e pepe a piacere. Servite subito!

Informazioni nutrizionali per porzione: Kcal: 306, Proteine: 13.7g, Carboidrati: 6,9 g, Grassi: 25.2g

17. Pollo in Salsa di Funghi

Ingredienti:

450g di carne di pollo, senza pelle

2 cucchiai di farina 00

1 tazza di funghi champignon

1 tazza di fagiolini, cucinati

¼ di tazza di brodo di pollo

½ cucchiaino di sale marino

¼ cucchiaino di pepe nero

4 cucchiai di olio d'oliva

Preparazione:

Lavare e asciugare la carne di pollo. In una grande ciotola, unire tutti gli usi di farina con sale e pepe. Infarinare il pollo e mettere da parte. Fate scaldare l'olio d'oliva su una temperatura media e friggete la carne di pollo per circa 5 minuti su ogni lato. Togliere dal tegame e mettere nel piatto. Nello stesso tegame aggiungere il brodo di pollo, i fagiolini, e dei funghi champignon. Portare ad ebollizione e cuocere per 2-3 minuti. Riportare il pollo dentro e cuocere per altri 20 minuti, mescolando di tanto in tanto, fino a quando l'acqua non evapora. Servire caldo.

Informazioni nutrizionali per porzione: Kcal: 331, Proteine: 41.3g, Carboidrati: 18,5g, Grassi: 10.4g

18. Insalata Invernale

Ingredienti:

2 grandi pere, sbucciate e tagliate a spicchi

2 grandi arance, sbucciate e tagliate a spicchi

¼ di tazza di fichi secchi, tritati

¼ di tazza di albicocche secche, tritate

¼ cucchiaino di cannella

½ cucchiaino di noci, macinate e non salate

1 tazza di succo di lime

Preparazione:

Unire tutti i frutti in una ciotola grande. Mescolare tutto bene e mettere da parte.

Nel frattempo, unire la cannella e le noci in una ciotola. Aggiungere il succo di lime e mescolare bene. Versare sopra il condimento sopra la frutta e mettere nel frigo per circa 30 minuti.

Servire.

Informazioni nutrizionali per porzione: Kcal: 201, Proteine: 2.2g, Carboidrati: 71.3g, Grassi: 0,5 g

19. Zuppa di Melanzane

Ingredienti:

3 piccole melanzane, sbucciate e tagliate a bocconcini

1 cipolla rossa di medie dimensioni, tritata finemente

2 pomodori di media grandezza, pelati e tritati

1 cucchiaio di panna acida

3 cucchiai di olio d'oliva

½ cucchiaino di pepe nero macinato

¼ cucchiaino di peperoncino, macinato

Preparazione:

Mettere i cubetti di melanzana in una grande ciotola e aggiungere un po'di sale. Mettere da parte per circa 15 minuti (il sale serve per togliere l'amarezza). Poi, lavare le melanzane e asciugarle con la carta assorbente.

Scaldare un poco di olio d'oliva in una padella a fuoco medio-alo. Aggiungere la cipolla tritata finemente e soffriggere finché non diventi traslucida. Aggiungere pezzettini di melanzane e soffriggere per qualche minuto.

Inserire i pomodori in una padella e mescolate bene. Fate cuocere per circa 3-4 minuti, togliere dal fuoco e lasciare raffreddare per un po'. Trasferire nel robot da cucina e frullare finché diventi un composto omogeneo e liscio.

Prendete una grande pentola profonda e trasferite il composto nel robot da cucina. Aggiungere 56 ml di acqua, il pepe e peperoncino, e coprire con un coperchio. Cuocere per alcuni minuti.

Servire caldo.

Informazioni nutrizionali per porzione: Kcal: 125, Proteine: 5,6 g, carboidrati: 17.4g, Grassi: 19.7g

20. Pacchettini di Verdure

Ingredienti:

170g di cavolfiore, tritato

2 peperoni, semi tolti, tagliati a strisce

2 piccole carote, affettate

1 piccola zucchina, pelata e tritata

170g di cavoletti di Bruxelles, dimezzati

4 spicchi d'aglio, tritati finemente

1 cucchiaino di basilico tritato finemente

½ cucchiaino di pepe nero macinato

2 cucchiai di olio d'oliva

Preparazione:

Preriscaldare il forno a 205° C.

Unire tutti gli ingredienti in una ciotola. Mescolare bene per unire. Cospargere con l'olio d'oliva.

Dividere la miscela in 4 parti uguali sulle foglie di alluminio. Portare i due lati di un foglio in modo da bordi si incontrano. Sigillare i bordi, lascando lo spazio per la circolazione di calore.

Trasferire dei pacchettini in una grande teglia da forno. Cuocere per circa 50 minuti. Togliere dal forno e lasciare raffreddare.

Godetevi il pasto!

Informazioni nutrizionali per porzione: Kcal: 74, Proteine: 5,6 g, carboidrati: 13.8g, Grassi: 12.1g

21. Polpette con la Salsa di Capperi

Ingredienti:

450g di carne macinata

1 cipolla di medie dimensioni, tritata

3 cucchiai di olio d'oliva

2 tuorli d'uovo

1 cucchiaino di foglie di alloro fresco, tritato finemente

55g di capperi

½ cucchiaino di pepe nero

2 cucchiai di succo di limone

L'acqua

Preparazione:

Mescolare la carne macinata con le uova, il pepe nero, l'olio d'oliva e la cipolla in modo che tutti ingredienti si mescolano bene. Formare con la carne macinata le piccole palline e disporle in una padella, sul fuoco medio. Cuocere da 3 a 10 minuti o finché non vedrete più il rosso all'interno delle palline.

In una pentola a parte, mettere 2 tazze d'acqua, il succo di limone, i capperi, e la foglia di alloro. Portare ad ebollizione e aggiungere con cautela le polpette con un cucchiaio. Cuocere per 15 minuti e trasferire le polpette sul piatto di portata.

Informazioni nutrizionali per porzione: Kcal: 158, Proteine: 14.7g, Carboidrati: 13.6g, Grassi: 9,1 g

22. Insalata di Asparagi Selvatici

Ingredienti:

225g di asparagi freschi, interi

3 cucchiai di tonno, senza olio

2 spicchi d'aglio

2 cucchiai di olio vegetale, per friggere

3 cucchiai di olio extra vergine di oliva

Preparazione:

In primo luogo, lavare e tagliare gli asparagi in strisce da 5cm.

Scaldare 2 cucchiai di olio vegetale ad una temperatura medio-alta. Aggiungere gli asparagi e soffriggere per alcuni minuti. Togliere dal fuoco e utilizzare un foglio di carta da cucina per assorbire l'olio in eccesso. Trasferire in un piatto da portata e guarnire con il tonno.

Condire con l'olio di oliva. Decorare con qualche oliva nera, ma questo è opzionale.

Informazioni nutrizionali per porzione: Kcal: 157, Proteine: 17.2g, Carboidrati: 12.8g, Grassi: 9.7g

23. Zuppa di Verdure e Avocado

Ingredienti:

½ avocado grande e maturo

1 cucchiaio di succo di limone

1 cucchiaio di olio

2 piccoli pomodori, pelati e senza semi

1 spicchio d'aglio, schiacciato

1 porro tritato

½ peperoncino rosso, tritato

120 ml di brodo vegetale, non salato

60 ml di latte (può essere sostituito con il latte di mandorle per un sapore in più)

Preparazione:

Sbucciare l'avocado e schiacciare la polpa con una forchetta. Mescolare con il succo di limone e mettere da parte.

Scaldate l'olio in una pentola profonda. Aggiungete i pomodori, l'aglio, il porro, il peperoncino e soffriggete a fuoco basso per 2-3 minuti, o finché si ammorbidisce.

Mettere la metà del composto di verdure in un robot da cucina, aggiungere l'avocado e frullare finché il composto ha la consistenza di un purè liscio. Trasferire il contenuto in una pentola.

A questo punto aggiungere il brodo vegetale e le restanti verdure. Coprire e cuocere per 15 minuti ad una temperatura medio-bassa.

Servire caldo.

Informazioni nutrizionali per porzione: Kcal: 92, Proteine: 2.7g, carboidrati: 9.5g, Grassi: 14.2g

24. Apple Pie o Torta di Mele

Ingredienti:

900g di mele (io ho usato le mele Zestar, ma si può davvero utilizzare qualsiasi tipo di mele che avete a portata di mano)

¼ di tazza di zucchero semolato

¼ di tazza di pangrattato

2 cucchiaini di cannella

3 cucchiai di succo di limone appena spremuto

1 cucchiaino di zucchero vanigliato

¼ di tazza di olio

1 uovo, sbattuto

¼ di tazza di farina 00

2 cucchiai di semi di lino

Impasto per la torta di mele

Preparazione:

Preriscaldare il forno a 190 ° C.

In primo luogo, sbucciare le mele e tagliarle a pezzi di dimensioni di un morso. Trasferire le mele tagliate in una grande ciotola. Mi piace aggiungere anche circa due o tre cucchiai di succo di limone appena spremuto. Questo dà la mia torta un bel sapore aspro e previene l'imbrunire delle mele prima della cottura. A questo punto aggiungere il pangrattato, lo zucchero vanigliato, lo zucchero semolato e la cannella. È inoltre possibile aggiungere un cucchiaino di noce moscata nella miscela. Personalmente evito perché mi piace il sapore di cannella. Ma si può sempre sperimentare un po'. Mescolare bene gli ingredienti e mettere da parte.

Su una superficie leggermente infarinata stendete la pasta per la torta tagliando 2 pezzi circolari. Ungere la teglia con un po' di olio (o burro fuso) e mettere un pezzo di impasto per la torta sul fondo. Mettere il composto di mele e coprire con il secondo pezzo d'impasto rimanente. Sigillare premendo i bordi e spennellando con l'uovo sbattuto.

Mi piace spolverare la mia torta con dei semi di lino. Si aggiungono così alcune sostanze nutrienti importantissime, ma dà anche un po' di sapore croccante che personalmente adoro. Questo, tuttavia, è opzionale. Si può cospargere la vostra torta con qualche cucchiaio di zucchero a velo, se desiderate. Questo dipende molto dal vostro gusto personale.

Cuocere per circa un'ora o fino a quando la crosta è di colore dorato e di aspetto croccante. Raffreddare per un po' su una gratella e servire.

Informazioni nutrizionali per porzione: Kcal: 410, Proteine: 3.5g, Carboidrati: 56.4g, Grassi: 18.8g

25. Insalata di Fragole e Noce di Cocco

Ingredienti:

1 tazza di fragole, dimezzate

1 tazza di albicocche, a fette (fresche o in scatola)

1 kiwi di medie dimensioni, pelato e affettato

1 cucchiaino di zucchero vanigliato

2 cucchiai di farina di cocco

1 cucchiaio di menta fresca, tritata finemente

Preparazione:

Unire le fragole, le albicocche, i kiwi e in una grande ciotola. Mescolare bene e mettere da parte.

Riscaldare una padella per friggere a fuoco basso e aggiungere la farina di cocco. Far saltare in padella costantemente per circa 2-3 minuti. Togliere dal fuoco, aggiungere la menta e mescolare bene.

Versare la farina di cocco e la miscela di menta sopra i frutti e dargli un bella stirata finale.

Mettete in frigo per 1 ora prima di servire.

Servire l'insalata con la panna montata o polvere di cacao, ma questo è opzionale.

Godete!

Informazioni nutrizionali per porzione: Kcal: 172, Proteine: 4.2g, Carboidrati: 28.7g, Grassi: 0,8 g

26. Patate Dolci con le Cipolle

Ingredienti:

4 dolci di medie dimensioni, sbucciate

6 uova di galline allevate all'aperto

2 cipolle medie, sbucciate

½ cucchiaino di curcuma

2 cucchiai di olio di avocado

Preparazione:

Scaldate il forno a 180 gradi. Stendere un foglio di carta da forno su una teglia di medie dimensioni. Mettere le patate dentro. Cuocere per circa 20 minuti. Togliere dal forno e lasciar raffreddare per un po'. Abbassare la fiamma del forno a 90 gradi.

Nel frattempo, tritare le cipolle in piccoli pezzettini. Separare gli albumi dai tuorli. Tagliare le patate a fette spesse 1 cm e metterli in una ciotola. Aggiungere le cipolle tritate, 2 cucchiai di olio di avocado, l'albume d'uovo, e la curcuma. Mescolare bene.

Stendere questo impasto sulla teglia e cuocere per altri 15-20 minuti.

Informazioni nutrizionali per porzione: Kcal: 162, Proteine: 2.2g, Carboidrati: 33.1g, Grassi: 0,5 g

27. Minestra all'Limone Calda

Ingredienti:

450g di funghi champignon (potete sostituire con i funghi shitake)

3 cucchiai di olio d'oliva

2 tazze di brodo vegetale, non salato

¼ di tazza di succo di limone appena spremuto

¼ cucchiaino di pepe nero macinato

1 cucchiaino di rosmarino secco, tritato

Preparazione:

Fate scaldare l'olio in una pentola profonda. Aggiungete i funghi e soffriggete per 3-4 minuti. A questo punto aggiungere il brodo vegetale, il pepe e rosmarino. Portare ad ebollizione e abbassate la fiamma al minimo. Cuocere per 10-12 minuti, mescolando continuamente.

Togliere dal fuoco e mantecare con il succo di limone prima di servire.

Informazioni nutrizionali per porzione: Kcal: 96, Proteine: 6,3 g, carboidrati: 14.6g, Grassi: 4.2g

28. Frittata al Sapore di Noce Moscata

Ingredienti:

3 uova di grandi dimensioni

1 cipolla media

1 cucchiaino di noce moscata

½ cucchiaio di prezzemolo fresco, tritato

¼ cucchiaino di pepe nero macinato

Preparazione:

Sbucciare e affettare la cipolla. Lavare sotto l'acqua fredda e scollare. Mettere da parte. Scaldare l'olio in una padella antiaderente a fuoco medio. In una piccola ciotola, sbattere insieme le uova, il pepe e prezzemolo.

Versare le uova in una padella e friggere per circa 3 minuti. Utilizzando una spatola, rimuovere le uova dalla padella e aggiungere le cipolle e la noce moscata. Mescolare bene e riportare le uova nella padella. Fate cuocere per qualche minuto, fino a quando le cipolle diventano di un bel colore dorato.

Informazioni nutrizionali per porzione: Kcal: 181, Proteine: 10,6 g, carboidrati: 8.3g, Grassi: 14.2g

29. Insalata di carciofi

Ingredienti:

2 piccoli pezzi di petto di tacchino, senza pelle e disossati

2 uova grandi

1 tazza di cavolo rosso, grattugiato

2 pomodori ciliegini interi

½ tazza di olive verdi, intere

1 tazza di scalogno tritato

¼ di tazza di carciofi, interi

2 cucchiai di olio d'oliva

2 cucchiai di olio vegetale

1 cucchiaio di succo di limone fresco

Preparazione:

Lavare e asciugare la carne con una carta da cucina. Tagliare a strisce di circa 2,5 cm di spessore. In una padella, riscaldare l'olio ad una temperatura medio-alta. Friggere le fette di tacchino per circa 10 minuti. Togliere dal fuoco e assorbire l'olio in eccesso con una carta da cucina. Trasferire in una grande ciotola.

Nel frattempo, fate bollire le uova. Posizionare delicatamente due uova in una pentola di acqua bollente. Cuocere per 10 minuti. Lavare e scolare. Lascarle raffreddare per un po' e sgusciarle. È possibile aggiungere un cucchiaino di bicarbonato di sodio nell'acqua bollente. Questo renderà il processo di sbucciatura molto più facile. Tagliare le uova in bocconcini e trasferirli in una ciotola.

Aggiungere gli altri ingredienti nella ciotola e mescolare bene.

Condire con il succo di limone fresco.

Servite subito.

Informazioni nutrizionali per porzione: Kcal: 246, Proteine: 34.8g, Carboidrati: 19.4g, Grassi: 30.2g

30. Salsa all'Avocado

Ingredienti:

2 avocado maturi, snocciolate e tagliate a dadini

½ tazza di cipolle tritate

2 peperoni, semi e tritati

3 lime biologici, spremuti

2 cucchiai di olio di avocado

2 cucchiai di foglie di coriandolo fresco tritato

½ cucchiaino di pepe nero, schiacciato

Preparazione:

Unire insieme tutti gli ingredienti della salsa in una grande ciotola e mescolate bene con una frusta elettrica o a mano. Coprire e mettere nel frigo fino al momento di utilizzo.

Informazioni nutrizionali per porzione: Kcal: 96, Proteine: 1.9g, Carboidrati: 7,5 g, Grassi: 7.4g

31. Zuppa di Zucchine Fredda

Ingredienti:

450g di zucchine, tagliate a tocchetti

2 tazze di brodo di pollo fatto in casa

1 piccola cipolla, sbucciata e tritata finemente

2 spicchi d'aglio schiacciati,

½ cucchiaino di origano secco

¼ cucchiaino di pepe, in polvere

3 cucchiai di olio

1 cucchiaio di panna da montare (opzionale, e può essere sostituita con la crema di mandorle)

Preparazione:

Scaldare l'olio in una grande casseruola, a fuoco medio-alto. Aggiungere la cipolla tritata, l'aglio e soffriggere fino a che diventi traslucido. Ora aggiungere le zucchine, l'origano ed il pepe. Continuare a cuocere finché non diventino teneri.

Mescolare con il brodo di pollo e portate ad ebollizione. Ridurre il fuoco al minimo e fate cuocere per altri dieci minuti.

Raffreddare per un po' e trasferire in un frullatore. Amalgamare bene.

Mescolare un cucchiaio di panna da montare prima di servire, ma questo è opzionale.

Informazioni nutrizionali per porzione: Kcal: 154, Proteine: 3g, carboidrati: 5g, Grassi: 13g

32. Risotto Verde ai Broccoli

Ingredienti:

½ tazza di riso

2 tazze di funghi champignon freschi

½ tazza di broccoli cotti

1 cucchiaio di rosmarino secco

1 cucchiaino di succo di lime

½ cucchiaino di cumino

Preparazione:

In primo luogo, è necessario cucinare il riso. Lavare e sciacquare il riso e metterlo in una casseruola con 1 tazza di acqua. Mescolare bene e portare al punto di ebollizione. Coprire la padella con un coperchio e cuocere per circa 15 minuti ad una temperatura bassa. Togliere dal fuoco e lasciar raffreddare.

Ora preparate i funghi. Lavate e tagliare a pezzi di dimensioni presso che uguali. Riscaldare la padella griglia su una temperatura media. Aggiungere i funghi e mescolare bene. Cuocere fino a quando tutti i funghi diventino morbidi, o fino a quando tutta l'acqua evapora.

Togliere dalla padella. Aggiungere il cumino e mescolare con il riso e broccoli.

Condire con il rosmarino secco, pepe e succo di lime. Servire caldo.

Informazioni nutrizionali per porzione: Kcal: 348, Proteine: 11.3g, Carboidrati: 55.7g, Grassi: 9.6g

33. Torta di Spinaci con il Formaggio di Capra non Salato

Ingredienti:

255g di spinaci freschi, tritati

4 uova intere

½ tazza di latte di capra

1 tazza di formaggio di capra non salato, tagliuzzato

Preparazione:

Preriscaldare un forno ad una temperatura di 190 °C. Mettere la carta forno su una teglia da forno e mettere da parte.

Sbattere le uova a in una terrina, mescolare con del latte di capra e formaggio di capra e ben incorporare tutto. Mettere da parte.

Collocare gli spinaci tritati una teglia spalmata con dell'olio. Versare il composto di uova e coprire completamente gli spinaci. Cuocere per circa 40-45 minuti o fino a quando il formaggio è sciolto e leggermente dorato.

Togliere dal forno e lasciare riposare per 5 minuti prima di servire.

Informazioni nutrizionali per porzione: Kcal: 182, Proteine: 9,4 g, carboidrati: 14.1g, Grassi: 4.2g

34. Insalata di Primavera con Basilico

Ingredienti:

1 peperone rosso medio, tagliato a cubetti

30g di carciofi, tritati

60g di pomodori datterini, dimezzati

1 piccola cipolla rossa, affettata

30g di olive nere

1 cucchiaino di basilico, tritato

60g di ricotta senza sale, sbriciolata

80g di cavolo, tagliato e cotto

½ tazza di succo di limone

2 cucchiai di olio d'oliva

2 spicchi d'aglio, schiacciati

½ cucchiaino di cumino, macinato

Preparazione:

Unire l'olio d'oliva, il succo di limone e l'aglio in una piccola ciotola. Schiacciare l'aglio e mescolare bene per unire.

Prendete una ciotola grande e unire le verdure e formaggio. Condire con poca marinata e servire subito.

Informazioni nutrizionali per porzione: Kcal: 353, Proteine: 7.9g, Carboidrati: 23.8g, Grassi: 28.2g

35. Verdure Arrostite

Ingredienti:

½ tazza di barbabietole, sbucciate e tagliate a dadini

½ tazza di fagioli verdi, cotti e scolati

½ bicchiere di cavoletti di Bruxelles, tritati

½ tazza di zucca, pelata e tritata

½ tazza di carota, tritato

1 tazza di pomodori freschi, tritati grossolanamente

½ tazza di pomodori arrostiti

1 piccola cipolla, affettata

½ tazza di lenticchie cotte

1 tazza di bietola tritata finemente

1 tazza di formaggio di capra, non salato a messo a mollo per dissalare

Preparazione:

Preriscaldare il forno a 190 gradi. In una grande ciotola unire le barbabietole, i fagiolini, i cavoletti Bruxelles e la zucca. Mettere in una teglia da forno e cuocere per circa 20 minuti.

Nel frattempo, scaldare un tegame di medie dimensioni antiaderente con un po' d'olio. Aggiungere le cipolle e le carote e friggere per circa 5 minuti, mescolando continuamente.

Aggiungere i pomodori tagliati a cubetti e le bietole. Cuocere a fuoco lento per circa 20 minuti. Aggiungere un poco di sale. Servire le lenticchie condite con le verdure arrostite, dei pomodori arrostiti ed il formaggio di capra.

Informazioni nutrizionali per porzione: Kcal: 102, Proteine: 7.4g, Carboidrati: 13.4g, Grassi: 6.1g

36. Zuppa di Cavoletti di Bruxelles all'limone

Ingredienti:

225g di cavoletti di Bruxelles freschi

Una manciata di prezzemolo fresco tritato

1 cucchiaino di timo secco

1 cucchiaio di succo di limone fresco

Preparazione:

Posizionare i cavoletti di Bruxelles in una pentola profonda e versare l'acqua sufficiente a coprire tutto. Portare ad ebollizione e cuocere finché non diventino teneri. Togliere dal fuoco e scolare.

Trasferire in un robot da cucina. Aggiungere il prezzemolo fresco, il timo e circa ½ tazza d'acqua. Mischiare fino ad ottenere un impasto omogeneo. Riportare in una pentola e aggiungere un po' d'acqua. Portare ad ebollizione e cuocere per alcuni mlnuti, sul fuoco basso, messo al minimo. Condire con il succo di limone fresco. Servire caldo.

Informazioni nutrizionali per porzione: Kcal: 87, Proteine: 3.5g, carboidrati: 7.6g, Grassi: 5,3 g

37. Quinoa Calda con le Prugne

Ingredienti:

1 tazza di quinoa

1 tazza di prugne, tagliate a metà e denocciolate

1 cucchiaio di zucchero di canna

½ cucchiaino di cannella, in polvere

L'acqua

Preparazione:

Metti le prugne in una padella larga e aggiungi l'acqua sufficiente a coprire tutto. Portare a ebollizione e cuocere per 10 minuti, o finché diventino tenere le prugne. Togliere dal fuoco e scollare. Mettere da parte.

Utilizzare la stessa padella a far bollire 2 tazze d'acqua. Aggiungere la quinoa, lo zucchero e la cannella. Ridurre il fuoco al minimo e far cuocere fino a quando si addensa tutto un pochettino. Questo dovrebbe richiedere circa 5 minuti. Togliere dal fuoco e versare nelle ciotole. Mettere sopra le prugne.

Informazioni nutrizionali per porzione: Kcal: 150, Proteine: 7,7 g, carboidrati: 5,8 g, Grassi: 0,2 g

38. Insalata Svedese

Ingredienti:

115g di ricotta, sbriciolata

150g di salmone affumicato tagliato a striscioline

½ tazza di basilico fresco, tritato finemente

1 tazza di lattuga iceberg, tritata finemente

¼ di tazza di valeriana, tritata

1 tazza di radicchio, tritato finemente

Per il condimento:

2 cucchiai di aceto di vino

2 cucchiai di olio d'oliva

1 cucchiaino di pepe nero macinato

1 cucchiaio di zucchero di canna

1 cucchiaino di aneto, macinato

Preparazione:

Scaldare la padella per friggere ad una temperatura medio-alta. Aggiungere lo zucchero e mescolate continuamente fino a caramellare. Aggiungere l'aceto e fate cuocere per circa 1 minuto in più. Togliere dal fuoco e lasciate raffreddare per un po'. Aggiungere aneto, mescolate e mettete da parte.

Unire il basilico, la lattuga e radicchio e la valeriana sul piatto. In un'altra ciotola, unire il formaggio, il salmone e l’olio d'oliva. Versare il condimento sopra l'insalata.

Il condimento mettete sopra l'insalata e condite con un pizzico di pepe a piacere.

Servite subito!

Informazioni nutrizionali per porzione: Kcal: 227, Proteine: 13.8g, Carboidrati: 9.8g, Grassi: 17.6g

39. Zuppa di Champignon e Carote

Ingredienti:

1 carota tagliata a dadini, di medie dimensioni

½ tazza di cocco grattugiato

1 tazza di latte di cocco

1 tazza di funghi champignon, tagliati a fette sottili

5 tazze di acqua

1 cucchiaino di pepe bianco, macinato

1 costa di sedano, tritata finemente

1 cucchiaio di olio d'oliva

1 peperoncino verde, tritato, con semi rimossi

3 cipolle tritate

Una manciata di prezzemolo fresco tritato

Preparazione:

Scaldare l'olio in una pentola profonda. Gettare la cipolla, le carote e del cocco grattugiato. Far saltare e mescolare per circa 5 minuti e poi aggiungere i funghi. Saltare in padella per altri 5 minuti.

A questo punto aggiungere al piatto il sedano e peperoncino. Aggiustate di sale e versare il latte e l'acqua nella pentola. Ridurre il fuoco, coprire e cuocere per 20 minuti.

Togliere dal fuoco e cospargere con il prezzemolo.

Servire caldo.

Informazioni nutrizionali per porzione: Kcal: 130, Proteine: 2.3g, Carboidrati: 9,2 g, Grassi: 14.4g

40. Melanzana French Toast

Ingredienti:

1 melanzana grande

3 uova dalle galline allevate all'aperto

¼ di cucchiaino di sale marino

1 cucchiaio di olio vegetale

½ cucchiaino di cannella

Preparazione:

Togliere la pelle delle melanzane e tagliarle a fette nel senso della lunghezza. Cospargere di sale su entrambi i lati e lasciare riposare per qualche minuto. Sciacquare bene e premere delicatamente per drenare ed estrarre il liquido in eccesso.

Nel frattempo, mescolare le uova con la cannella in una grande ciotola. Riscaldare una padella antiaderente ad una temperatura media.

Metti le fette di melanzana nel composto con le uova. Fare qualche buco con un coltello per consentire la miscela di inzuppare le melanzane. Friggere finché diventano di un colore dorato, su ciascun lato. Servite il vostro caldo 'toast alla francese'.

Informazioni nutrizionali per porzione: Kcal: 78, Proteine: 5.5g, carboidrati: 9.8g, Grassi: 6,3 g

41. Insalata di Filetto Bavetta

Ingredienti:

Per la carne:

225g di carne la bavetta

1 cucchiaio di origano secco

3 cucchiai di senape di Digione

3 cucchiai di olio d'oliva

¼ cucchiaino di pepe

Per l'insalata:

110g di radicchio rosso, affettato

1 cipolla grande, pelata e affettata

Una manciata di rucola, tagliuzzata

Una manciata di lattuga, tagliuzzata

Per il condimento:

¼ di tazza di olio d'oliva

1 cucchiaio di aceto di mele

½ cucchiaino di peperoncino, macinato

Preparazione:

Unire gli ingredienti per il condimento in una piccola ciotola. Mescolare bene e mettere da parte.

Scaldate la padella a fuoco medio-alto. Lavare e tamponare le bistecche per asciugarle. Tagliate la carne a fette spesse 2cm. Mettete da parte.

Unire l'olio d'oliva con il senape, pepe e origano. Utilizzando un pennello da cucina, spalmate le spezie con l'olio sopra ogni fetta di carne e cuocere per circa 10-12 minuti, mescolando regolarmente. Quando la carne è leggermente dorata e arrostita, togliere dal fuoco e trasferirla in una ciotola.

Aggiungere la cipolla affettata, la lattuga, il radicchio e rucola. Mescolare bene per unire ingredienti. Mi piace spargere un poco di peperoncino di Caienna sulle cipolle prima di mescolarle con le altre verdure. Questo, tuttavia, è opzionale.

Ora unire tutti gli ingredienti per il condimento in una piccola ciotola. Mettere sull'insalata and servire.

Informazioni nutrizionali per porzione: Kcal: 450, Proteine: 41g, Carboidrati: 10.2g, Grassi: 27.8g

42. Budino di Riso con il Latte di Mandorla

Ingredienti:

½ tazza di riso crudo

2 tazze di latte di mandorla

½ tazza di mirtilli rossi

Preparazione:

Utilizzare istruzioni riportate sulla confezione per cuocere il riso.

Versare 2 tazze di latte in un tegame di medie dimensioni e portare ad ebollizione. Mettere dentro il riso cotto prima. Cuocere per 20 minuti, fino ad ottenere un composto cremoso.

Mettere dentro i mirtilli e togliere dal fuoco. Lasciare raffreddare nel frigorifero prima di servire.

Informazioni nutrizionali per porzione: Kcal: 282, Proteine: 5,3 g, Carboidrati: 57.5g, Grassi: 3.9g

43. Omelette ai Funghi

Ingredienti:

1 tazza di funghi champignon, affettati

2 uova grandi

1 cucchiaino di rosmarino fresco tritato

¼ cucchiaino di origano secco

Preparazione:

Scaldare un poco d'olio in una grande padella antiaderente, ad un fuoco medio. Aggiungere i funghi champignon e cuocere per 3-4 minuti, fino a quando l'acqua non evapora. Togliere dalla padella.

In una piccola ciotola, sbattere insieme le uova, il rosmarino e l'origano. Versare il composto nella padella e friggere per circa 4 minuti. Quando le uova sono pronte, in una metà della padella mettere i funghi. Piegare la metà dell'omelette sopra quella con i funghi e continuare la cottura per un altro minuto. Mettere in un piatto e servire con qualche foglia di lattuga, ma questo è facoltativo.

Informazioni nutrizionali per porzione: Kcal: 98, Proteine: 6,3 g, Carboidrati: 2.4g, Grassi: 6.7g

44. Patate Dolci con i Cavoletti di Bruxelles

Ingredienti:

45og di cavoletti di Bruxelles

5 patate dolci medie, tagliuzzate

2 cipolle rosse, pelate e affettate

¼ di tazza di succo di lime

1 cucchiaio di prezzemolo fresco tritato

3 cucchiai di olio d'oliva

Preparazione:

Preriscaldate il forno a 150 ° C.

Scaldare l'olio in una padella larga sopra una fiamma media e aggiungere le fette di cipolla. Cuocere finché le cipolle diventano traslucide, 4-5 minuti.

Nel frattempo, sbucciare e tagliare le patate a cubetti, come dei bocconcini e tagliare cavoletti di Bruxelles a metà. Aggiungere le patate e cavolini di Bruxelles in una padella e ridurre la fiamma al minimo. Mescolare bene e cuocere a fuoco lento per circa 10 minuti. Togliere dal fuoco.

Trasferire le verdure in una teglia da forno. Condire con il prezzemolo. Arrostire per circa 30-40 minuti, o finché diventano tenere. Togliere dal forno e lasciar raffreddare per un po'.

Cospargere con il succo di lime fresco prima di servire.

Informazioni nutrizionali per porzione: Kcal: 186, Proteine: 5.5g, Carboidrati: 36.2g, Grassi: 5.5g

45. Il Purè di Cocco Zuccherato

Ingredienti:

2 grandi mele sbucciate, togliere il torsolo

2 cucchiai di semi di zucca

3 cucchiai di zucchero di palma da cocco

1 cucchiaio di semi di lino, interi

1 cucchiaio di olio di lino, spremuto a freddo

1 cucchiaino di cannella

Preparazione:

Tritare grossolanamente le mele e metterli in una pentola. Aggiungere acqua sufficiente a coprire e cuocere a fuoco lento. Questo dovrebbe richiedere circa 20 minuti.

Togliere dal fuoco e scollare. Lasciare le mele a raffreddare per un po' e trasferire in un robot da cucina. Aggiungere altri ingredienti e il frullare finché tutto non sia ben incorporato.

Mettere nel frigorifero per un po’ prima di servire.

Informazioni nutrizionali per porzione: Kcal: 250, Proteine: 0,8 g, carboidrati: 19.5g, Grassi: 1,7 g

46. Dessert Freddo alle Mele

Ingredienti:

4 mele medie

½ tazza di mandorle, macinate

½ tazza di noci, tritate

1 cucchiaino di cannella

1 cucchiaino di stevia

2 cucchiai di olio di cocco

Preparazione:

Sbucciare e affettare le mele. Trasferire in un piatto profondo e aggiungere acqua sufficiente a coprire tutto. Cuocere le mele finché diventino morbide. Togliere dalla pentola e scollare.

Mischiare gli ingredienti con una frusta elettrica o un robot da cucina. Mettere il composto sulla carta da forno e disidratare a 45° C per 7-9 ore. Quando la miscela è completamente disidratata si stacca dalla carta facilmente.

Tagliate a pezzi 7x7cm e servire freddo.

Informazioni nutrizionali per porzione: Kcal: 228, Proteine: 2.5g, Carboidrati: 42.2g, Grassi: 5,1 g

47. Il Gelato all'Arancia

Ingredienti:

1 tazza di crema di cocco, grezzo

¼ di tazza di noci di macadamia, tritate

¼ di tazza di succo d'arancia fresco

2-3 gocce di olio essenziale di arancia biologico

1 cucchiaino di scorza d'arancia

3 cucchiaini di stevia

1 cucchiaio di olio di cocco

Preparazione:

Unire gli ingredienti in una ciotola capiente. Utilizzare un frullatore elettrico per ottenere un composto omogeneo. Versare il composto nei contenitori di gelato e congelare durante la notte.

Informazioni nutrizionali per porzione: Kcal: 162, Proteine: 2.8g, Carboidrati: 18.7g, Grassi: 10.3g

48. Sutlac (il Buddino di RIso) all'Arancia

Ingredienti:

1 tazza di riso cotto

2 tazze di latte di mandorla

½ bicchiere di succo d'arancia fresco

1 cucchiaino di stevia

½ cucchiaino di cannella

Preparazione:

Seguire le istruzioni riportate sulla confezione per cuocere il riso. Ridurre il fuoco al minimo e aggiungere il latte di mandorle e la stevia. Mescolare bene cuocendo per circa 15 minuti.

Togliere dal fuoco e aggiungere il succo d'arancia. Versare il tutto nelle piccole ciotole. Lasciar raffreddare bene nel frigorifero prima di servire.

Cospargete con la cannella sopra, ma questo è opzionale.

Informazioni nutrizionali per porzione: Kcal: 169, Proteine: 5,6 g, Carboidrati: 32.5g, Grassi: 3.8g

49. Bastoncini di Limone e Carota

Ingredienti:

5 carote medie

1 limone biologico, tagliato a spicchi

1 cucchiaio di rosmarino fresco tritato

Per la marinata:

1 cucchiaino di aglio tritato

1 tazza di succo di limone biologico

½ cucchiaino di foglie di timo secche

½ cucchiaino di origano

Preparazione:

Unire insieme tutti gli ingredienti per la marinata in una ciotola media. Mescolare finché siano ben combinati.

Mettere le carote e il mischiarle in modo uniforme con la marinata. Coprire la ciotola e raffreddare per almeno 1 ora, lasciando marinare.

Preriscaldare il grill a temperatura elevato. Mettere le carote e aggiungere ½ tazza di marinata al limone. Grigliare per circa 15 minuti, mescolando continuamente.

Aggiungere un po' di marinata, se necessario. Trasferire in un piatto da portata.

Servire caldo con limoni a spicchi e spolverare con il prezzemolo tritato.

Informazioni nutrizionali per porzione: Kcal: 92, Proteine: 1.4g, Carboidrati: 4.8g, Grassi: 0,9 g

50. Funghi con la Paprika Affumicata

Ingredienti:

¼ di tazza di foglie di coriandolo fresco tritato

3 spicchi d'aglio, tritati

¼ di tazza di succo di limone

1 tazza di funghi champignon

½ cucchiaino di paprika affumicata

½ cucchiaino di cumino macinato

½ cucchiaino di prezzemolo secco

Preparazione:

Aggiungere il coriandolo, l'aglio, il peperoncino, cumino, prezzemolo e succo di limone in un robot da cucina e mischiare tutto per bene. A poco a poco aggiungere l'olio e mescolare gli ingredienti fino ad ottenere un impasto omogeneo.

Trasferire il composto in una ciotola, aggiungere i funghi e mescolare delicatamente per rivestire i funghi in modo uniforme con la salsa. Raffreddare per almeno 2 ore per permettere ai sapori di penetrare nei funghi.

Rimuovere i funghi dal frigo e scaldare il la padella per la griglia. Trasferire i funghi dentro e grigliare per circa 3 o 4 minuti per ogni lato. Aggiungete un po' di marinata durante la cottura.

Rimuovere i funghi, trasferirli in un piatto da portata e servire con dei spicchi di limone o alcune verdure.

Informazioni nutrizionali per porzione: Kcal: 301, Proteine: 8.4g, Carboidrati: 55.7g, Grassi: 0,6 g

51. Muffin Inglesi

Ingredienti:

1 tazza di farina 00

¼ di tazza di zucchero di canna

1 cucchiaino di lievito

1 cucchiaio di burro, fuso

2 tazze di latte scremato

Preparazione:

Unire gli ingredienti secchi in una grande ciotola e mescolare bene. Ora aggiungere mescolando delicatamente 1 cucchiaio di burro fuso e latte, fino a quando la pasta forma una palla. È possibile aggiungere ancora un poco di latte per ottenere la giusta consistenza. Mescolare bene per qualche minuto, usando le mani o un mixer elettrico. L'impasto diventerà molto appiccicoso.

Ora aggiungere la farina (2 cucchiai dovrebbero essere sufficienti) per ottenere un impasto bello liscio. Coprire e lasciare lievitare per circa 15 minuti.

Nel frattempo, preriscaldare il forno a 180 ° F. Utilizzare uno stampo per muffin per dare forma i vostri muffin.

Cuocere per circa 20 minuti, fino a quando diventino di un bel colore oro-marrone. Togliere dal forno e servire.

Informazioni nutrizionali per porzione: Kcal: 141, Proteine: 5.2g, Carboidrati: 27.3g, Grassi: 1,2 g

52. Crespelle di Zucca

Ingredienti:

5 albumi

½ cucchiaio di cannella

¼ di tazza di avena

½ cucchiaio di zucchero

1 cucchiaio di lino, macinato

1/3 tazza di zucca freschi, in scatola o in forma di purè

Preparazione:

Unire tutti gli ingredienti in una grande ciotola e mescolate bene.

Ora, riscaldare la padella a una temperatura media fino a quando gli ingredienti non siano completamente caldi. Mantenere la temperatura costante durante l'intero processo di cottura.

Utilizzare un grande cucchiaio per mettere gli ingredienti miscelati in padella.

Questa è la parte più facile. Dovete semplicemente fare crespelle ora, come di consueto.

Informazioni nutrizionali per porzione: Kcal: 164, Proteine: 4.2g, Carboidrati: 27.5g, Grassi: 0,5 g

53. Insalata Cremosa con il Prezzemolo

Ingredienti:

1 grande cetriolo, tagliato a fette

1 grosso pomodoro, tritato grossolanamente

3 cipollotti verdi, tritati

Una manciata di prezzemolo, tritato

¼ di tazza di ricotta, non salata

3 cucchiai di olio vegetale

1 cucchiaio di olio di cocco

3 cucchiai di succo di lime appena spremuto

Preparazione:

Unire l'olio vegetale con l'olio di cocco e succo di lime. Mescolare bene.

Ora mettere le verdure in una grande ciotola e rimescolate. Condire con un po' di marinata e servire.

È possibile aggiungere un po' di ricotta, ma questo è opzionale.

Informazioni nutrizionali per porzione: Kcal: 105, Proteine: 3.2g, Carboidrati: 14.7g, Grassi: 5,3 g

54. Biscotti con Gocce di Cioccolato

Ingredienti:

2 uova grandi

2 tazze di gocce di cioccolato

1 tazza di burro non salato

1 pizzico di cannella in polvere

2 ½ tazze di farina 00

½ cucchiaino di bicarbonato di sodio

2 ½ tazze di zucchero di canna

Preparazione:

Preriscaldate il forno a 190 ° C. Prendete una ciotola e mettete dentro il burro e lo zucchero di canna. Sbattere fino a formare un impasto soffice. Successivamente, aggiungere le uova e mescolare fino a che non si uniscono bene con gli altri ingredienti.

Prendete una ciotola a parte e mettere dentro il bicarbonato di sodio, la farina e la cannella. Mescolare gli ingredienti insieme.

Aggiungere il contenuto della seconda scodella alla prima. Usate le mani per impastare le gocce di cioccolato. Mettere il composto sulla teglia e aggiungere un pizzico di sale su ogni biscotto. Cuocere i biscotti fino a quando saranno ben dorati, che dovrebbe richiedere circa 10 minuti.

Informazioni nutrizionali per porzione: Kcal: 49, Proteine: 0,6 g, Carboidrati: 6.2g, Grassi: 2.8g

55. Yogurt ai Mirtilli

Ingredienti:

½ tazza di mirtilli

½ tazza di succo d'arancia

1 ½ tazza di yogurt bianco

1 tazza di fragole

1 banana affettata

1 cucchiaio di miele

Preparazione:

Mettete tutti gli ingredienti nel robot da cucina. Mischiate per circa un minuto o fino a che il composto risulti liscio. Se necessario, aggiungere più succo d'arancia.

Trasferire la miscela nei bicchieri. Refrigerare 30 minuti prima di servire.

Informazioni nutrizionali per porzione: Kcal: 189, Proteine: 6,8 g, Carboidrati: 41.5g, Grassi: 1,2 g

56. Insalata con il Petto di Pollo Grigliato

Ingredienti:

1 petto di pollo grande, disossato e senza pelle, tagliato a bocconcini

1 grosso pomodoro, tritato

1 peperone verde di medie dimensioni, tritato finemente

1 grande cetriolo, tagliato a fette

Una manciata di lattuga fresca, tagliuzzata

1 peperone rosso di medie dimensioni, tritato finemente

Una manciata di prezzemolo fresco, tritato

4 cucchiai di olio d'oliva

Per il condimento:

¼ di tazza di succo di lime fresco

3 cucchiai di olio d'oliva

½ scalogno piccolo, tritato

1 spicchio d'aglio, schiacciato

Preparazione:

Fate scaldare l'olio d'oliva a fuoco medio-alto. Aggiungere il petto di pollo e soffriggere per 5-7 minuti, mescolando continuamente. Togliere dal fuoco e mettere da parte.

Mettere le verdure in una ciotola capiente, aggiungere il petto di pollo, e mescolare.

In una piccola ciotola, unire gli ingredienti per il condimento e mescolare tutto con un cucchiaio. Cospargere sopra l'insalata e servire.

Informazioni nutrizionali per porzione: Kcal: 171, Proteine: 31g, Carboidrati: 15,5 g, Grassi: 25g

57. Muesli con la Mela e le Bacche di Goji

Ingredienti:

1 tazza di fiocchi d'avena

½ tazza di bacche essiccate di Goji

2 grandi mele

3 cucchiai di semi di lino

3 cucchiai di miele

1 ¼ tazza d’acqua di cocco

1 ¼ tazze di yogurt bianco

2 cucchiai di foglie di menta

Preparazione:

Grattugiare le mele in una grande ciotola.

Mettere lo yogurt, le bacche di Goji, i semi di lino, fiocchi d'avena, la menta e l’acqua di cocco nella ciotola e mescolare bene. Lasciare la miscela nel frigorifero durante la notte.

Aggiungere un cucchiaio il miele ai muesli e servire!

Informazioni nutrizionali per porzione: Kcal: 420, Proteine: 13.2g, Carboidrati: 57.4g, Grassi: 6.1g

58. La colazione con un Burrito

Ingredienti:

2 fette di salame o affettati biologici

1 cucchiaio di burro

2 uova intere

¼ di tazza di spinaci tritati

2 cucchiai di peperone tritato finemente

1 piccolo pomodoro, tritato

1 cucchiaino di coriandolo fresco

Preparazione:

Sbattere le uova e coriandolo in una ciotola e mettere da parte.

In una padella, applicare fuoco medio-alto e aggiungere il burro. Soffriggere gli spinaci, il pomodoro e peperone per circa 3 minuti. Aggiungere le uova e rimescolare il composto con una spatola. Quando le uova strapazzate sono fatte, togliere dal fuoco e aggiungere in ogni salume affettato.

Arrotolare il prosciutto e fissare l'estremità con uno stuzzicadenti. Rosolare il salume (tagliato con un spessore di circa un centimetro), in modo uniforme su tutti i lati e trasferire in un piatto di portata. Servire caldo.

Informazioni nutrizionali per porzione: Kcal: 395, Proteine: 21.6g, Carboidrati: 19.4g, Grassi: 17.1g

59. Minestra Vellutata

Ingredienti:

170g di asparagi freschi, tritati, la parte legnosa scartatela

3 cipollotti verdi tritati finemente

2 spicchi d'aglio schiacciati

2 cucchiai di succo di lime, appena spremuto

2 tazze di brodo vegetale, non salato

½ tazza di panna da montare

¼ cucchiaino di pepe nero macinato

1 foglia di alloro

Preparazione:

Scaldate l'olio sul fuoco medio, in una padella profonda. Friggere gli asparagi per 2-3 minuti per farli ammorbidire. Aggiungere la cipolla, l'aglio e pepe. Saltare in padella per altri due minuti.

A questo punto aggiungere il brodo vegetale e alloro. Portare ad ebollizione. Fate cuocere per cinque minuti e togliete dal fuoco.

Trasferire in un frullatore. Aggiungere la panna acida e il mescolare per unire tutto per bene.

Aggiungere il succo di lime e servire.

Informazioni nutrizionali per porzione: Kcal: 115, Proteine: 19g, Carboidrati: 15.7g, Grassi: 4.6

60. Involtini di Verdure

Ingredienti:

1 tazza di pomodorini, tagliati a metà

1 tazza di cavolo rosso, tritato finemente

½ tazza di fagioli verdi, cucinati

1 cucchiaino di prezzemolo secco

2 cucchiai di succo di limone fresco

1 cucchiaio di zucchero di canna

1 cucchiaino di origano secco

4 foglie grandi di lattuga romana

½ cucchiaino di pepe rosso, terra

Preparazione:

In una grande padella, unire il pomodoro, l'origano e peperoncino. Mescolare bene e friggere per 2-3 minuti, sul fuoco medio. Insaporire con il pepe. Ora è possibile aggiungere il resto degli ingredienti e la coprire. Lasciare riposare per circa 10 minuti.

Dividere la miscela tra le foglie e avvolgere, mettendo alla fine un stuzzicadenti per fermare l'involtino.

Servire.

Informazioni nutrizionali per porzione: Kcal: 400, Proteine: 9,2 g, Carboidrati: 61.3g, Grassi: 18.6g

61. Zuppa di Pollo con l'Aglio

Ingredienti:

140g di petto di pollo, disossato e senza pelle

1 cucchiaio di prezzemolo, appena macinato

5 spicchi d'aglio, tritati finemente

1 piccola cipolla, tritata

1 cucchiaio di farina di mandorle

4 cucchiai di olio vegetale

¼ cucchiaino di pepe nero macinato

Preparazione:

Scaldare 2 cucchiai di olio vegetale in una padella per friggere sul fuoco medio-alto. Aggiungere la cipolla e 3 spicchi d'aglio. Saltare in padella finché diventi traslucido.

Trasferire la cipolla e l'aglio in una pentola profonda. Aggiungete la carne, il prezzemolo, e condire con il pepe. Versare l'acqua sufficiente a coprire tutti gli ingredienti. Ridurre il fuoco, coprire e cuocere per 30 minuti.

Scolate la zuppa in una grande ciotola. Tritate la carne in piccoli pezzettini.

Scaldare 2 cucchiai di olio in una pentola profonda sopra sul fuoco medio-alto. Trasferire di nuovo la carne nella pentola con 2 spicchi d'aglio e friggere per 1 minuto. Aggiungere la farina e mescolare per 2-3 minuti in continuazione.

Infine, versate la zuppa nella pentola a dargli un grande mantecata finale. Cuocere per circa 10 minuti. Mescolare di tanto in tanto.

Servire caldo.

Informazioni nutrizionali per porzione: Kcal: 93, Proteine: 12.8g, Carboidrati: 16.5g, Grassi: 22.4g

62. Porridge di Banane e Noci

Ingredienti:

1 banana gialla matura, affettata

2 tazze di latte di cocco non zuccherato

½ cucchiaio di cannella

½ tazza di anacardi tritati

½ tazza di mandorle tritate

½ tazza di noci pecan tritati

Preparazione:

In una ciotola mescolare, le varie noci e versare con l'acqua sopra, sufficiente a coprire tutto. Coprire la ciotola e lasciare a bagno durante la notte. Scolare e sciacquare con l'acqua corrente. Trasferire in un robot da cucina insieme con la banana, il latte di cocco e la cannella. Gli ingredienti devono essere frullati finché non diventano lisci.

Mettere il composto ottenuto in una padella sul fuoco medio-alto. Cuocere per circa 5 minuti, o finché si raggiunge il punto di ebollizione mescolando continuamente. Dividere le porzioni in 4 ciotole e servire con le noci tritate in più se lo si desidera.

Informazioni nutrizionali per porzione: Kcal: 306, Proteine: 7.3g, Carboidrati: 17.6g, Grassi: 25.6g

63. Frittata di Spinaci, Pomodori e Formaggio

Ingredienti:

4 uova biologiche, medie dimensioni, sbattute

½ tazza di ricotta, non salata o dissalata

½ tazza di cipolla bianca, tagliata a dadini

1 tazza di spinaci freschi, tritati finemente

6 pezzi di pomodorini a dadini,

1 cucchiaio di burro

¼ cucchiaino di pepe nero macinato

Preparazione:

Aggiungere il burro in una padella e scioglierlo su un fuoco medio. Quando il burro è sciolto, far rosolare le cipolle finché morbide e versarvi le uova sbattute sopra. Cuocere per circa 3 minuti o fino a quando la parte inferiore diventi leggermente marrone.

Aggiungere il formaggio, gli spinaci e dei pomodori su un lato della frittata e condire a piacere con il pepe. Sollevare delicatamente l'altro lato della frittata e capovolgerla per coprire le verdure. Ridurre il fuoco al minimo e fate cuocere per circa 2 minuti.

Far scivolare la frittata su un piatto di portata e servite con formaggio in cima.

Informazioni nutrizionali per porzione: Kcal: 210, Proteine: 18.3g, Carboidrati: 4.6g, Grassi: 14.8g

64. Insalata Hawaiana

Ingredienti:

½ anguria piccola, tolta la buccia e tagliata a dadini

1 grande avocado maturo, pelato, nocciolo rimosso, e tagliato a bocconcini

1 cucchiaio di zenzero fresco, tagliuzzato

1 cucchiaino di menta fresca, tritata finemente

1 tazza di succo di limone

Preparazione:

Unire tutti gli ingredienti secchi in una ciotola grande. Versare sopra il succo di limone e mescolare bene. Mettete nel frigo per circa 30 minuti prima di servire.

Informazioni nutrizionali per porzione: Kcal: 149, Proteine: 1,6 g, Carboidrati: 22.7g, Grassi: 0,4 g

65. Crespelle con l'Impasto di Mandorle

Ingredienti:

1 tazza di farina di mandorle

2 uova medie intere

½ tazza di acqua

½ cucchiaino di bicarbonato

¼ cucchiaino di zucchero

2 cucchiai di burro chiarificato

Preparazione:

Unire la farina e bicarbonato in una ciotola e mettere da parte.

In una ciotola separata, sbatti insieme le uova, lo zucchero e 1 cucchiaio di burro chiarificato finché non sono ben amalgamati. Versare il mix di uova nella ciotola con quella di farina e mescolare accuratamente fino a che l'impasto non diventi liscio. Se la miscela dell'impasto è troppo densa, aggiungere l'acqua e mescolare fino ad ottenere la consistenza desiderata. Coprite la ciotola con un panno e lasciate riposare per 15 minuti, mettendo da parte.

Aggiungere il burro chiarificato rimanente in una padella e scioglierlo sul fuoco medio-alto. Una volta che il burro chiarificato è caldo, versare la miscela del pancake sufficiente a coprire il fondo della pentola. Cuocere fino al punto che la parte inferiore è leggermente dorata e si stacca facilmente e capovolgere per cucinare l'altro lato. Ripetere la procedura con la miscela per le crespelle rimanente e disporle su un piatto da portata.

Servire caldo con la vostra preferita marmellata o altro, se lo desiderate.

Informazioni nutrizionali per porzione: Kcal: 150, Proteine: 6.2g, Carboidrati: 4.3g, Grassi: 13.6g

66. Insalata di Barbabietole e Ricotta

Ingredienti:

140g di barbabietole, sbucciate e tagliate a spicchi

2 grandi arance, pelate e tritate

1 tazza di rucola tritata

½ tazza di ricotta non salata, sbriciolata

¼ cucchiaino di pepe nero

1 cucchiaino di semi di chia

2 cucchiai di olio extra vergine di oliva

Preparazione:

Mettere le barbabietole in una grande padella a cuocerle ad una temperatura medio-alta, per circa 10 minuti, o fino a quando si sono ammorbidite. Togliere dal fuoco e scollare. Mettere da parte.

Nel frattempo, unire l'olio, il pepe e semi di chia in una terrina. Mescolare bene e mettere da parte.

Unire la rucola, le arance, e barbabietole sul piatto di portata. Mettere la ricotta e condite con la salsa precedentemente preparata.

Servire.

Informazioni nutrizionali per porzione: Kcal: 134, Proteine: 8,6 g, Carboidrati: 15.3g, Grassi: 10.4g

67. Vellutata di Spinaci con il Petto di Pollo

Ingredienti:

450g di petto di pollo, disossato e senza pelle

2 tazze di spinaci tritati

1 tazza di yogurt a basso contenuto di grassi

3 peperoni verdi

3 peperoncini

2 piccole cipolle, tritate

1 cucchiaio di zenzero, macinato

1 cucchiaino di pepe rosso, macinato

4 cucchiai di olio vegetale

Preparazione:

Lavare ed asciugare il pollo con una carta da cucina. Tagliare in pezzi di dimensioni di un morso. Finemente tagliare la cipolla e peperoni e mettere da parte.

Scaldate l'olio in una pentola grande. Aggiungere le cipolle e peperoni e fate rosolare per qualche minuto. Ora aggiungete i pezzi di petto di pollo, e cospargete con lo zenzero ed il peperoncino. Soffriggere per dieci minuti, o fino a quando il pollo si colori di marrone dorato.

Nel frattempo, unire lo yogurt a basso contenuto di grassi con gli spinaci in un robot da cucina. Lascare che si mescola tutto per bene, per circa 30 secondi. Aggiungere il composto così ottenuto alla pentola e friggere fino a quando gli spinaci vengono ben cotti.

Coprire la pentola, togliere dal fuoco e lasciate riposare per circa 10 minuti prima di servire.

Informazioni nutrizionali per porzione: Kcal: 292, Proteine: 26.4g, Carboidrati: 7,2 g, Grassi: 18.3g

68. Insalata "Pirata"

Ingredienti:

2 mele di medie dimensioni, sbucciate e tagliate a bocconcini

2 grandi arance, sbucciate e tagliate a spicchi

2 grandi banane sbucciate ed affettate

2 kiwi, pelato ed affettate

1 cucchiaio di rum

1 tazza di succo di limone

1 cucchiaio di zucchero

1 cucchiaino di scorza di limone

Preparazione:

Unire le mele, le arance e le banane in una grande ciotola. Versare sopra ½ tazza di succo di limone e mescolare bene. Aggiungere kiwi e banane e dargli una mescolata finale.

Unire il resto del succo di limone con il rum e la scorza di limone in una piccola ciotola. Versare sopra l'insalata e conservare nel frigorifero per 1 ora prima dell'uso.

Si può servire con il gelato o aggiungere a qualsiasi altro frutto dal vostro gusto.

Godete del piatto gustoso!

Informazioni nutrizionali per porzione: Kcal: 142, Proteine: 1,7 g, Carboidrati: 43.5g, Grassi: 0,3 g

69. Casseruola Vellutata ai Fagioli Rossi

Ingredienti:

1 tazza di fagioli rossi, precotti

½ tazza di fagioli verdi

½ tazza di champignons

1 tazza di ricotta, non salata o dissalate

1 tazza di yogurt greco

2 albumi

2 cucchiai di olio d'oliva

Preparazione:

Unire gli ingredienti in un frullatore. Mescolare bene per 30 secondi. Preriscaldare il forno a 170 ° C.

Ungere una piccola pirofila con 2 cucchiai di olio d'oliva. Versare il composto con i fagioli rossi in una teglia e cuocere per circa 10-15 minuti. Si desidera ottenere un bel colore marrone chiaro. Togliere dal forno, lasciate riposare per circa 10 minuti e tagliare in 4 parti uguali.

Servire caldo.

Informazioni nutrizionali per porzione: Kcal: 259, Proteine: 15.7g, Carboidrati: 46.4g, Grassi: 8,5 g

70. Pollo alla Greca

Ingredienti:

4 pezzi di petti di pollo

1 tazza di ricotta, non salata

½ tazza di yogurt greco

1 tazza di cetriolo tritato

1 tazza di lattuga, tritata

1 tazza di pomodorini

½ tazza di cipolle, tritate

5 spicchi d'aglio, tritati finemente

2 cucchiai di succo di limone fresco

1 cucchiaio di origano secco tritato

½ cucchiaino di pepe rosso, macinato

3 cucchiai di olio d'oliva

6 focacce integrali, tagliate a spicchi

Preparazione:

Lavare e tagliare la carne in piccoli pezzi. Mettere da parte.

Unire la ricotta, lo yogurt greco, le verdure e le spezie in un robot da cucina. Mescolare bene per 30 secondi.

Fate scaldare l'olio d'oliva su una temperatura media. Friggete il pollo per circa 20 minuti, girando continuamente. Aggiungere la miscela vegetale alla casseruola. Mescolare bene e cuocere per altri 10 minuti. Togliere dal fuoco e dare la forma desiderata alla miscela dividendola in 6 parti uguali.

Servire con le focacce.

Informazioni nutrizionali per porzione: Kcal: 490, Proteine: 46.2g, Carboidrati: 22,5 g, Grassi: 24.4g

71. Ricotta con le Verdure

Ingredienti:

½ tazza di ricotta, non salata o dissalata

1 piccola cipolla, tritata

1 piccola carota, affettata

1 piccolo pomodoro, tagliato a fette

2 peperoni di medie dimensioni

1 cucchiaio di olio d'oliva

Preparazione:

Lavare e asciugare le verdure con una carta da cucina. Tagliare a fette sottili o strisce.

Fate scaldare l'olio d'oliva su una temperatura media e friggere le verdure per circa 10 minuti, mescolando continuamente. Si deve aspettare fino a quando le verdure si sono ammorbidire, e poi possiamo aggiungere la ricotta. Mescolare bene. Friggere per altri 2-3 minuti.

Togliere dal fuoco e servire.

Informazioni nutrizionali per porzione: Kcal: 175, Proteine: 15,5 g, Carboidrati: 7.3g, Grassi: 9,2 g

72. Insalata Semplice di Lime

Ingredienti:

½ petto di pollo di medie dimensioni, disossato e senza pelle

½ cetriolo, tagliato a fette

1 pomodoro piccolo, tritato grossolanamente

1 tazza di lattuga fresca, tagliuzzata malamente

1 piccolo peperone verde, tagliato a fette

1 cucchiaio di succo di lime

3 cucchiai di olio d'oliva

Preparazione:

Lavare e asciugare la carne. Tagliare in pezzi di grandezza di un bocconcino.

Fate scaldare l'olio d'oliva a fuoco medio-alto. Aggiungere il petto di pollo tritato e friggere per circa 10-15 minuti, o finché sono leggermente abbrustoliti. Togliere dal fuoco e mettere a raffreddare per un po'.

Nel frattempo, unire le verdure in un barattolo di vetro. Aggiungere la carne e mescolare bene. Condire con succo di lime e poco sale. Sigillare il coperchio ed è tutto pronto.

Informazioni nutrizionali per porzione: Kcal: 70, Proteine: 7.9g, Carboidrati: 11g, Grassi: 2,4 g

73. Lenticchie Arrostite

Ingredienti:

½ tazze di lenticchie, crude

2 cucchiai di olio d'oliva

1 cucchiaino di pepe nero macinato

1 cucchiaino di peperoncino rosso, macinato

1 cucchiaino di cannella, in polvere

Preparazione:

In primo luogo si devono cucinare le lenticchie. Versare circa 2 tazze di acqua in una casseruola e portarla ad ebollizione. Aggiungere le lenticchie e far bollire per circa 15-20 minuti, fino al punto che diventino morbide anche dentro, ma ancora tengono la loro forma. Togliere dal fuoco e risciacquare bene con dell'acqua fredda. Scolate le lenticchie e mettetele da parte.

Preriscaldare il forno a 170 gradi. In una grande ciotola, cospargere le lenticchie con un poco di sale, l'olio d'oliva, il pepe, il peperoncino rosso macinato e la cannella. Stendere le lenticchie sulla teglia di medie dimensioni e cuocere per circa 20 minuti.

Preparate così, le lenticchie possono essere conservate nel contenitore ermetico per circa 15 giorni.

Informazioni nutrizionali per porzione: Kcal: 238, Proteine: 28g, Carboidrati: 19.5g, Grassi: 8,5 g

ALTRI LIBRI DI QUESTO AUTORE

70 Ricette Efficaci nel Prevenire e Risolvere Il Sovrappeso: Bruciare il Grasso Velocemente Utilizzando la Dieta Corretta e La Nutrizione Intelligente

Di

Joe Correa CSN

48 Soluzioni Per Le Acne a Tavola: Il percorso veloce e naturale per ridurre vostri problemi di acne in meno di 10 giorni!

Di

Joe Correa CSN

41 Ricette per Prevenire L'Alzheimer: Ridurre o Eliminare l'Alzheimer in 30 Giorni o Meno!

Di

Joe Correa CSN

70 Ricette Efficaci per il Tumore al Seno: Prevenire e Combattere il Cancro al Seno con la Nutrizione Intelligente e gli Alimenti Super-Potenti

Di

Joe Correa CSN

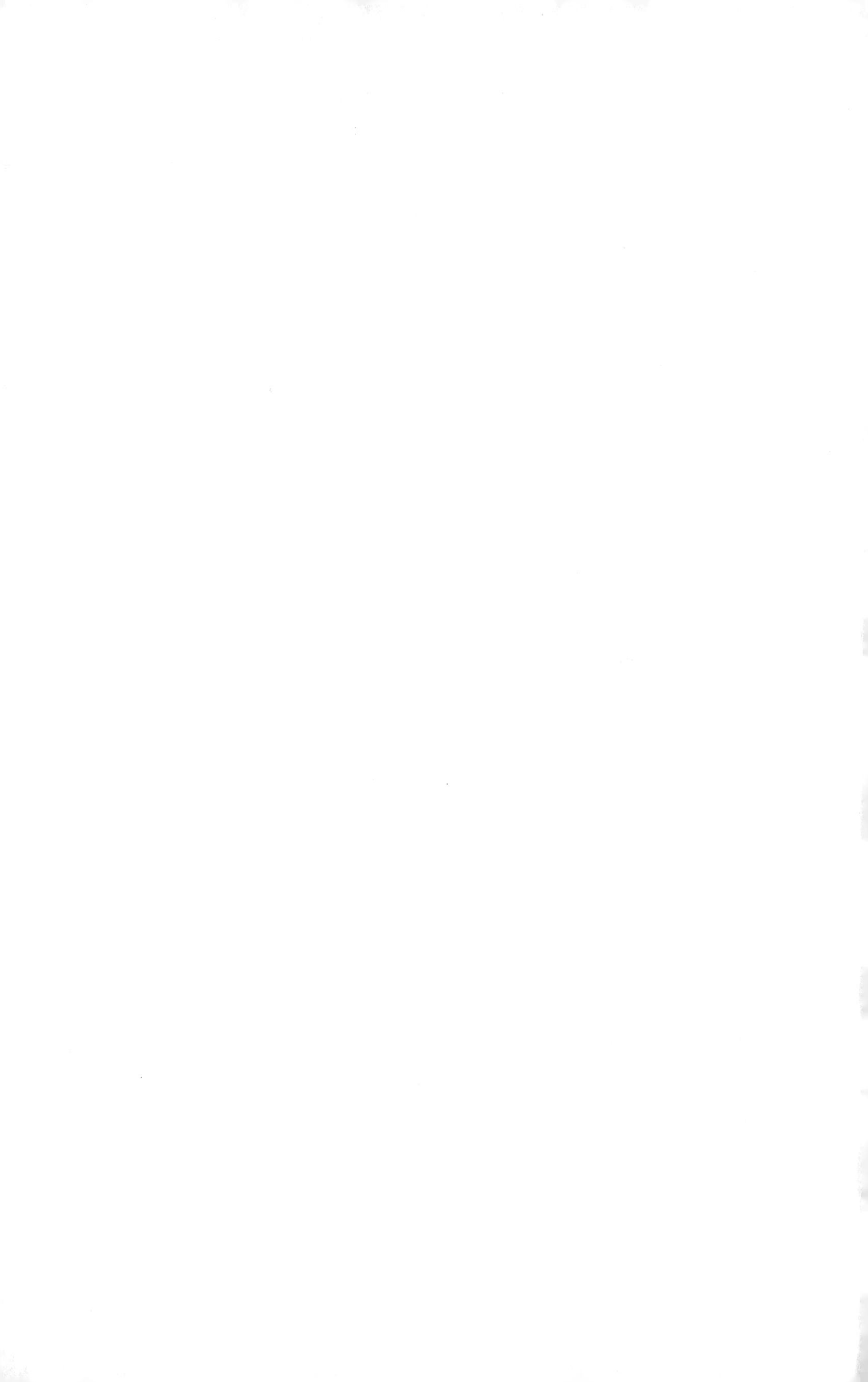

www.ingramcontent.com/pod-product-compliance
Lightning Source LLC
Chambersburg PA
CBHW051024030426
42336CB00015B/2707

* 9 7 8 1 6 3 5 3 1 5 0 7 3 *